Como perder grasa del abdomen En español/ How to lose belly fat In Spanish:

Una guía completa para perder peso y lograr un vientre plano

El siguiente Book se presenta con la finalidad de proporcionar información lo más precisa y fiable posible. A pesar de esto, la compra de este Book puede considerarse como un consentimiento de que, tanto el editor como el autor de este libro, no son de ninguna manera expertos en los temas tratados en él y que cualquier recomendación o sugerencia que se haga en el presente documento, es sólo para fines de entretenimiento. Se deben consultar a los profesionales cuando sea necesario antes de emprender cualquiera de las acciones aquí aprobadas.

Esta declaración es considerada justa y válida tanto por la Asociación Americana de Abogados como por el Comité de la Asociación de Editores y es legalmente vinculante en todos los Estados Unidos.

Además, la transmisión, duplicación o reproducción de cualquiera de los siguientes trabajos, incluyendo información específica, se considerará un acto ilegal, independientemente de si se realiza por vía electrónica o impresa. Esto se extiende a la creación de una copia secundaria o terciaria de la obra o de una copia grabada y sólo se permite con el consentimiento expreso por escrito de la Editorial. Todos los derechos adicionales están reservados.

La información de las páginas siguientes se considera, en general, como un relato veraz y preciso de los hechos y, como tal, cualquier falta de atención, uso o mal uso de la información en cuestión por parte del lector, hará que las acciones resultantes queden exclusivamente bajo su responsabilidad. No hay escenarios en los que el editor o el autor original de este trabajo puedan ser considerados, de alguna manera, responsables por cualquier dificultad o daño que les pueda ocurrir después de haber realizado la información aquí descrita.

Además, la información de las páginas siguientes está destinada únicamente a fines informativos y, por lo tanto, debe considerarse como universal. Como corresponde a su naturaleza, se presenta sin garantía de su validez prolongada o de su calidad provisional. Las marcas registradas que se mencionan se hacen sin consentimiento por escrito y de ninguna manera pueden ser consideradas como un endoso del titular de la marca registrada.

Tabla de Contenido

Introducción

Felicitaciones por descargar *Cómo perder grasa del vientre: una guía completa para perder peso y lograr un vientre plano* y gracias por hacerlo.

Los siguientes capítulos analizarán las mejores prácticas necesarias para perder peso, ponerse en forma y vivir un estilo de vida más saludable. No hay trucos aquí. ¡Con trabajo duro y determinación, puede tener un estómago plano antes de darse cuenta!

Hay muchos libros sobre este tema en el mercado, ¡gracias de nuevo por elegir este! Se hizo todo lo posible para garantizar que esté lleno de tanta información útil como sea posible, ¡por favor, disfrute!

Capítulo 1: Bienvenido

Todos tienen algo sobre su físico que quieren cambiar. Solo el 8% de los estadounidenses se siente contento con su estado físico, así que tenga en cuenta que no está solo en este viaje hacia un ser más delgado. De hecho, en los Estados Unidos, más del 50% de los hombres y el 70% de las mujeres entre las edades de 50 y 79, sufren de una condición conocida como "obesidad abdominal". Independientemente de su edad, el aumento de peso se ha convertido en una epidemia en el siglo XXI. Esto se debe al hecho de que estamos rodeados de alimentos procesados ricos en grasas que están disponibles para nosotros en cualquier momento del día o de la noche. Como adultos ocupados, puede ser difícil concentrarse en algunos de los aspectos más importantes de nuestras vidas, como nuestra salud. Es fácil quedar atrapado en las prioridades cotidianas. Luego olvidamos lo que se necesita para lograr y mantener un régimen de dieta saludable y ejercicio. Esto es especialmente cierto cuando se trata de grasa abdominal. Puede ser difícil combatir la tentación de la comida conveniente y sabrosa, pero con la mentalidad correcta, todo es posible.

Como sabemos, cualquier grasa no deseada se ve como un obstáculo, pero la grasa abdominal puede ser especialmente difícil de eliminar. Sin embargo, la grasa del vientre puede ser más que una molestia desagradable. También es increíblemente malo para su salud. La grasa del vientre, también conocida como grasa visceral, es un gran factor de riesgo de accidente cerebrovascular, diabetes tipo 2, enfermedad cardíaca y presión arterial alta. La grasa visceral se refiere a la grasa que se acumula debajo de la piel. Está justo encima de los músculos abdominales, lo que dificulta sentirlos o verlos. La mayoría de las organizaciones de salud usan el IMC (índice de masa corporal) para predecir el riesgo de enfermedades relacionadas con la grasa y determinar su peso.

Puede calcular su IMC de dos maneras diferentes. Puede encontrar calculadoras para determinar su IMC en línea, o puede dividir su peso en kilogramos por su altura en metros cuadrados. Un IMC de 27.3 se considera sobrepeso para las mujeres, y un IMC de 27.8 se considera sobrepeso para los hombres. No deje que los números le intimiden. Independientemente de su IMC, ha tomado el paso correcto para tener un abdomen fabulosamente plano y un estilo de vida más saludable.

Es fácil creer que la grasa del vientre es la grasa más terca para vencer. Esto es algo que la mayoría de nosotros conocemos desde hace años, pero ¿por qué es tan difícil salir y mantenerse alejado de ella? Los científicos afirman que la grasa del vientre es más difícil de cambiar que cualquier otra parte del cuerpo. Esto se debe a que las células grasas en el abdomen no responden tan rápido al proceso de quema de grasa conocido como lipólisis. Combine esto con una agenda ocupada y una cantidad infinita de opciones poco saludables, y tendrá una obstinada flacidez en el vientre que parece imposible de perder.

Por supuesto, la dieta no es el único componente para combatir la flacidez. El ejercicio juega un papel muy importante en la quema de grasa y la construcción muscular. Independientemente de lo que vea en línea, hacer 100 abdominales al día no le dará un estómago plano. Ni siquiera las máquinas abdominales de última generación que ve en los infomerciales nocturnos, le darán los resultados que está buscando sin ayuda. A decir verdad, la combinación de una dieta constante y ejercicio es la única forma en que logrará el cuerpo duro como roca que ha estado imaginando durante años. Solo recuerde que la dieta y el ejercicio no tienen que ser aburridos. Encuentre una actividad que le guste y alimentos que le encanten para facilitar la transición. ¡Incluso reclutar a un amigo para que lo acompañe en el viaje puede convertir una tarea, en un gran momento! Por suerte para usted, este gremio le proporcionará todos los conocimientos necesarios para tener éxito con su nueva dieta y rutina de ejercicios.

Ahora, sé lo que está pensando. Todos hemos visto esas dietas que dicen ser la solución milagrosa para sus problemas de pérdida de peso. Por lo general, implican métodos poco ortodoxos, como la dieta líquida o la dieta "Crazy for Cabbage". A pesar de que hay cientos, y cientos de dietas de moda que circulan en los medios de comunicación que afirman hacerle flaco de la noche a la mañana, siempre termina decepcionado y hambriento. Desafortunadamente, no hay una solución mágica para perder grasa abdominal oculta en este libro. Como la mayoría de las cosas, la recompensa de su cuerpo perfecto vendrá del trabajo duro y la consistencia. Hacer frente a este cambio de estilo de vida no será un paseo por el parque, pero lo más difícil es tomar la decisión de dar el primer paso. ¡Tómese un momento para felicitarse por comprometerse con una persona más feliz y en forma!

Independientemente de su nivel de experiencia con la dieta y el ejercicio, *Cómo perder grasa del vientre: una guía completa para bajar de peso y lograr un vientre plano* le enseñará los fundamentos para perder el exceso de peso y evitarlo. Ya sea que esté tratando de recuperar esa figura sexy o perder peso para encajar en el vestido perfecto para una ocasión especial, ¡esta guía le dará la información que necesita para lograr sus objetivos y lucir fantástica mientras lo hace! A medida que avance en el libro, verá que hemos desglosado los componentes de un estilo de vida saludable orientado a eliminar la grasa visceral. Lo hemos reducido a secciones simples y fáciles de seguir que lo mantendrán motivado y comprometido. Aprenderá los fundamentos detrás de la grasa y las calorías, cómo funciona su metabolismo y cómo trabajar con él, el tipo correcto de ejercicio y dieta necesarias para crear y mantener su abdomen plano, Qué NO comer y los cambios físicos que puede esperar a medida que realiza la transición en su nuevo cuerpo.

Si está listo para tener un estómago plano, aprenda sobre los alimentos que lo nutren para verse increíble en cualquier cosa y conviértase en una persona más segura, ¡espere el viaje! ¡Esta guía le enseñará un enfoque natural para la pérdida de grasa y le hará llamar la atención en muy poco tiempo!

Capítulo 2: Comprender la grasa del vientre y las calorías

Comprender el proceso biológico

Ecológicamente, nuestros cuerpos fueron diseñados para sobrevivir. Hace miles de años, cuando cazamos y buscamos comida, tener reservas extra de grasa era fundamental para vivir una vida larga. Ahora que tenemos restaurantes en cada esquina, los mecanismos que alguna vez fueron diseñados para mantenerse vivos ahora están haciendo lo contrario. Los humanos están programados para amar el azúcar y la grasa. Esto se debe a que el azúcar y las grasas, alguna vez, se utilizaron como provisiones de energía liviana que mantuvieron vivos a nuestros antepasados. La grasa y los azúcares pesan menos que los músculos, por lo que nuestros instintos nos dicen que aprovechemos cada oportunidad para ingerir alimentos grasos y azucarados para evitar morir de hambre. Esta es también la razón por la cual el azúcar y las grasas saben tan bien. Ahora tenemos un tracto digestivo que está orientado a almacenar la mayor cantidad de calorías en exceso posible, lo cual es desafortunado en una sociedad donde casi todo es denso en calorías. Aunque nuestros cuerpos están hechos para retener el exceso de peso, como la grasa del vientre, eso no significa que no podamos luchar.

¿Cuál es la diferencia entre calorías y grasa?

El primer paso para comprender la pérdida de peso es reconocer la diferencia entre grasas y calorías. Las grasas son esenciales para la vida humana. Es uno de los seis nutrientes necesarios para tener un cuerpo y una mente saludables junto con carbohidratos, proteínas, agua, vitaminas y minerales. Tres de los seis nutrientes esenciales proporcionan calorías al cuerpo. Esas son proteínas, carbohidratos y grasas. Las calorías son unidades de medida clasificadas como la cantidad de energía que se libera cuando nuestro cuerpo procesa los alimentos. El cuerpo almacena el exceso de calorías en las células grasas, de las cuales tenemos un número infinito. Cuanto mayor sea el recuento de calorías, más energía puede proporcionar la comida para nuestro cuerpo. Cuando consumimos más calorías de las que necesitamos, nuestro cuerpo las almacena como grasa.

Entendiendo la grasa

La grasa tiene una multitud de funciones dentro del cuerpo humano. La grasa se puede almacenar en lugares distintos del área abdominal, como el hígado y el músculo esquelético. La grasa es responsable de regular la producción de hormonas, ayudando a transportar vitaminas y minerales alrededor del cuerpo, proporcionando estructura celular y protegiendo órganos vitales. Sirve como fuente de energía para la prolongación de la función celular e incluso es responsable de aproximadamente el 70% de la energía utilizada para la función corporal en reposo. No hace falta decir que no podemos sobrevivir sin nutrientes grasos.

Diferentes tipos de Grasa

Es posible que haya visto u oído las palabras "saturadas" o "grasas trans" a lo largo de su vida, pero ¿qué significan realmente? Las grasas trans son grasas producidas a partir del aceite que se crea a través de un método de procesamiento de alimentos llamado hidrogenación parcial. Puede encontrar este tipo de grasas en todos los alimentos procesados, como la comida rápida. Estas grasas tienden a disminuir los niveles de colesterol bueno o las lipoproteínas de alta densidad (HDL) y a elevar los niveles de colesterol malo o las lipoproteínas de baja densidad (LDL). Tener colesterol alto está directamente relacionado con la enfermedad cardíaca y, por supuesto, con el aumento de peso.

Desafortunadamente, muchos de los alimentos que encontramos deliciosos contienen grasas saturadas. Son ricas en calorías con poco o ningún valor nutricional. Ejemplos de estos alimentos incluyen tocino, salchichas, papas fritas y hamburguesas. Las fuentes de proteínas, especialmente los productos lácteos, y la carne roja contienen grasas saturadas. Es importante comprender qué tipo de proteína beneficiará su pérdida de peso en lugar de qué tipo puede obstaculizar su progreso. Para lograr una barriga plana, debe obtener su proteína de carnes magras o vegetales y legumbres como frijoles, lentejas y tofu.

Aunque la grasa es uno de los tres nutrientes esenciales que nos proporcionan energía; tiene más del doble de calorías por gramo que sus dos contrapartes. Un gramo de carbohidratos o proteínas produciría alrededor de 4 calorías, mientras que un gramo de grasa contiene 9 calorías. Básicamente, puede comer la misma cantidad de carbohidratos o proteínas por la mitad de las calorías de las grasas. La explicación simple para lograr sus objetivos de pérdida de peso podría ser solo comer alimentos bajos en grasas, y aunque comer menos alimentos grasos lo ayudará a perder peso, no es suficiente. Incluso si come alimentos bajos en calorías y sin grasa, el exceso de calorías aún se puede acumular, especialmente en su vientre. Debe prestar mucha atención a la cantidad de calorías que consume de los tres tipos de nutrientes al día. Para perder peso, debe tener un déficit calórico, que puede lograr quemando más calorías de las que consume.

No todos los tipos de grasa son malos para usted. Las grasas no saturadas provienen de aceites vegetales, nueces y semillas. Las grasas insaturadas y monoinsaturadas ayudan a aumentar los niveles de colesterol bueno y, al mismo tiempo, a disminuir los niveles de colesterol malo. Proporcionan nutrientes clave que permiten a las células absorber vitaminas liposolubles como la vitamina D. Las grasas poliinsaturadas también son una alternativa saludable a las grasas saturadas y grasas trans. Omega-3 y Omega-6 son algunas de las grasas poliinsaturadas, que son fundamentales para regular la presión arterial. Debe reemplazar su ingesta diaria de grasas saturadas con grasas no saturadas como los nutrientes monoinsaturados y poliinsaturados. Puede encontrar estos nutrientes en aguacates, nueces, semillas, pescado graso y tofu.

Cómo determinar cuánta grasa está comiendo

Lea las etiquetas y luego léalas nuevamente. La cantidad de grasa aparecerá en la información nutricional en la parte posterior del producto que desea comprar. Se enumerarán las calorías totales, así como las calorías totales de la grasa. La mayoría de las etiquetas de los alimentos también enumeran el porcentaje diario de grasa en cada porción. Elija alimentos con un bajo porcentaje de grasa diaria. La cantidad de grasa que necesita consumir por día varía según la cantidad de calorías que consume por día.

Su ingesta diaria de calorías	Grasa que debe consumir diariamente
2,500	83 gramos
2,200	73 gramos
2,000	65 gramos
1,800	60 gramos
1,200	40 gramos

Leer las etiquetas puede ser tedioso y confuso, especialmente cuando la impresión en la etiqueta está destinada a engañarlo. Es posible que vea algunos productos con una etiqueta de "bajo en grasa" o "bajo en colesterol". Los fabricantes tienen que cumplir con las regulaciones gubernamentales para usar estas etiquetas en sus alimentos. Si un producto dice que tiene grasa o no tiene azúcar, en realidad significa que tiene menos de 0.5 gramos de azúcar o grasa. Si la etiqueta dice "bajo en grasa", contiene 3 gramos de grasa o menos. Tenga esto en cuenta al comprar para evitar grasas no saludables que le impiden quemar grasa directamente.

Estrés y grasa

Como la mayoría de los aspectos del cuerpo humano, la grasa se ve afectada por el estrés. Es importante controlar sus niveles de estrés y reconocer lo que le genera tensión para optimizar la pérdida de peso. Cuando su cuerpo soporta un momento estresante, se activan sus reflejos de huida o lucha. Esto hace que sus niveles de cortisol (la hormona del estrés) se disparen, al mismo tiempo que aumenta los niveles de insulina y baja el azúcar en la sangre. Esto resulta en hambre. Su cuerpo asume que ha consumido una gran cantidad de calorías durante su reacción al estrés, como huir de la situación peligrosa o elegir pelear. A pesar de que no ha habido una actividad física rigurosa, su cerebro engaña a su cuerpo para que piense que necesita reponer las calorías perdidas, lo que hace que coma en exceso. Estos son los momentos en que se encuentra buscando una porción de pizza o pollo frito. Llaman a este tipo de comida reconfortante por una razón. El cerebro libera sustancias químicas que crean una sensación calmante mientras ingiere este alimento, lo que se correlaciona con nuestra necesidad prehistórica de grasas y azúcares para mantenernos vivos.

Comprender las calorías

Las calorías son unidades de medida clasificadas como la cantidad de energía que se libera cuando nuestro cuerpo se descompone y digiere los alimentos. Se encuentran en todo lo que come, desde chicle, ketchup, mentas e incluso vitaminas. Al igual que las grasas, no todas las calorías se crean por igual. Algunas calorías se consideran "vacías", lo que significa que no tienen ningún valor nutricional. Técnicamente, recibe la misma cantidad de energía de las calorías vacías que las calorías ricas en nutrientes. Por ejemplo, podría comer 1500 calorías de comida rápida o 1500 calorías de vegetales y retener la misma cantidad de energía de ambos. La diferencia es que si comió 1500 calorías de comida rápida, su cuerpo supondría que está utilizando la energía de todo el día en ese momento, en lugar de distribuir uniformemente su ingesta calórica diaria. Esto hace que se sienta atontado y hambriento mucho antes de que termine su jornada laboral. Comer calorías vacías puede conducir a un ciclo interminable de sentirse hambriento y comer en exceso.

Cómo las calorías afectan la grasa

En la era del conteo de calorías y las dietas de moda, es fácil creer que cuantas menos calorías consuma, mejor. Este no es el caso ya que todos tienen un nivel mínimo de calorías que uno debe consumir por día. El número varía según su IMC, edad, nivel de actividad y género. Una libra de grasa es equivalente a 3.500 calorías. Esa es la cantidad de calorías que necesita quemar para perder tanta grasa y disminuir su consumo de calorías en 500 para perder una libra por semana. Tenga en cuenta que a medida que pierde peso, su necesidad calórica disminuirá.

Dado que las calorías son básicamente el combustible de su cuerpo, es importante que tenga suficiente para mantener su energía durante sus horas de vigilia. Conocer la cantidad de calorías que necesita comer para perder peso es la clave en el proceso de obtener su vientre plano. También debe ser consciente de qué tipos de calorías está comiendo, ya que comer calorías vacías hará que tenga hambre y sea más probable que se salga de su dieta.

Cómo las calorías afectan la masa muscular

Cuando se trata de desarrollar músculo, el tipo de calorías que consume es muy importante. Si tuviera que comer 200 calorías de helado, se absorbería en el cuerpo de manera muy diferente que si comiera 200 calorías de garbanzos. Dado que los garbanzos son ricos en nutrientes y altos en fibra, es probable que el 10% de esas calorías no se absorban en absoluto. Es mucho más probable que gane masa muscular al comer una dieta alta en proteínas y rica en nutrientes en comparación con una dieta pobre en nutrientes y baja en fibra.

Cómo determinar cuántas calorías está comiendo

Para encontrar la cantidad de calorías en un producto y la cantidad de calorías provenientes de las grasas, encuentre la información nutricional en la parte posterior del producto. Es de conocimiento común que la Administración de Alimentos y Medicamentos (FDA) regula todos los cálculos calóricos de cada proveedor de alimentos en el mercado. Lo que la FDA no quiere que sepa es que no podrían verificar los cálculos calóricos de todos hasta el decimal, hasta el punto de que un producto no se considera "mal etiquetado" a menos que tenga más de un 20% de descuento. Esto significa que no todos los recuentos de calorías enumerados son correctos. Si elige algo que parece demasiado saludable para ser verdad, elija algo más confiable, como marcas más grandes o alimentos integrales a base de plantas.

Ejercicio y Calorías

Como se mencionó anteriormente, el ejercicio juega un papel muy importante para deshacerse de esa llanta desinflada alrededor de su cintura y tonificar los músculos debajo para darle esa figura sexy. ¿Cómo se relacionan las calorías y el ejercicio? Como sabe, las calorías son unidades de medida diseñadas para determinar la energía dentro del cuerpo humano. Cuanta más energía use, más calorías quemará. Salir y moverse eliminará esas calorías adicionales. Todos los ejercicios afectan su masa muscular, ya sea caminar, correr, andar en bicicleta o nadar. Esto permite que su cuerpo queme calorías continuamente mucho después de que termine su entrenamiento. Una vez que comienza a quemar más calorías que consume, comienza a perder peso.

Capítulo 3: Comprender el consumo de energía en el cuerpo

Entendiendo la energía

El tema de la energía es candente en el siglo XXI. Los científicos intentan constantemente encontrar una fuente de energía más grande y mejor para impulsar el mundo. Piense en su cuerpo como una máquina afinada que necesita energía (alimentos) para funcionar correctamente. ¡Puede utilizar la forma en que su cuerpo consume vitalidad para ayudarlo a ponerse en forma y saludable!

En la clase de ciencias, nos enseñaron que la energía no se puede crear ni destruir. Esta es una ley fundamental de la ciencia que siempre será verdad, pero ¿qué significa cuando decimos "quemar calorías"? Básicamente, solo significa quemar las unidades de poder necesarias. La energía no se puede destruir, pero se debe convertir de una forma a otra, como la energía mecánica para ayudarnos a movernos, la energía térmica para mantenernos calientes y la energía eléctrica que nos permite usar nuestro cerebro. El tipo de energía utilizada dentro del cuerpo se llama adenosina trifosfato (ATP). El ATP es una reacción técnicamente química que nuestro cuerpo utiliza para llevar a cabo nuestros procesos biológicos. Los carbohidratos, las grasas y las proteínas son los nutrientes que nos proporcionan fuerza, pero las grasas proporcionan la mayor potencia. Estas funciones ayudan en la regulación hormonal, la circulación sanguínea, la digestión y el crecimiento celular. Si algunas calorías no se usan inmediatamente como energía, se almacenan como grasa.

Tipos de energía

Dependiendo de lo que coma, las calorías se pueden dividir en diferentes Tipos de energía que su cuerpo usará de inmediato o guardará para más adelante. Por ejemplo, si come una comida rica en carbohidratos y pobre en granos integrales, estas calorías se reducen rápidamente a glucosa, que se utiliza para alimentar sus músculos. Esto hará que su azúcar en la sangre aumente y, poco después, sus niveles de energía disminuyan. Comer una comida rica en granos integrales permitirá que su cuerpo se mueva a través del proceso de digestión mucho más lentamente, lo que le permitirá mantener las reservas de energía constantes durante todo el día. Debe desear alimentar su cuerpo para quemar grasa alrededor de su cintura y desarrollar músculo. ¡Tenga esto en cuenta al implementar su nuevo régimen de ejercicio!

Cómo la dieta afecta su energía

Ahora que comprende cómo la energía afecta al cuerpo, puede comenzar a planificar sus necesidades dietéticas en torno a la cantidad de energía que necesitará para adelgazar. Para lograr cantidades óptimas de energía, deberá comer una dieta equilibrada que sea rica en vegetales, grasas saludables, aceites saludables, carbohidratos sin refinar y proteínas. Aunque los dulces y las bebidas energéticas pueden darle un impulso de hiperactividad, debe mantenerse alejado de ellos para evitar el choque que proporcionan unas horas después del consumo. Otra forma de mantener altos sus niveles de energía sería comer con frecuencia durante todo el día. Los refrigerios saludables consistentes podrían reemplazar la regla básica de tres comidas al día. Su cerebro necesita nutrientes constantes para funcionar, por lo que cuando come frutas o vegetales cada pocas horas, es más probable que se sienta con energía y tenga una función cognitiva más alta.

Haz de la cafeína su amiga

La cafeína es una parte muy importante de la cultura estadounidense. Aportamos glamour a una agenda ocupada y agrupamos de manera efectiva todo lo que necesitamos para completar una jornada laboral de 8 horas, por lo que, por supuesto, ¡nos encanta la cafeína! La mayoría de las personas se despiertan con un café a primera hora de la mañana y sienten que no pueden funcionar sin él. La cafeína es un estimulante, por lo que tiene la capacidad de aumentar sus niveles de energía. Dependiendo de cuánto consume y cuándo, la cafeína puede ser un recurso útil para estar más alerta, pero tenga cuidado. Consumir demasiada cafeína puede causar nerviosismo grave e incluso insomnio. Por lo tanto, disfrútelo con moderación antes del momento más ocupado de su día. Además, tenga cuidado con las bebidas energéticas y los refrescos. Tienen un alto contenido de azúcar y darán como resultado una espiral descendente que le hará sentir cansado y hambriento.

Grasa y Energía

Si sufre de sobrepeso como el 30% de la población estadounidense, probablemente pase una buena parte de su tiempo fatigado. Esto se debe a que el peso adicional sobre su cuerpo, especialmente alrededor de su sección media, ejerce una presión adicional sobre sus articulaciones. Esto dificulta la actividad física y lo pone en riesgo de artritis, apnea del sueño y asma. Su cuerpo usa una gran cantidad de energía para combatir el dolor y esto puede hacer que se sienta cansado. Cuando lleva una barriga gorda, ejerce más presión sobre sus pulmones y corazón, lo que hace que esté aún más exhausto. Controlar y mantener su peso puede ayudarlo a recuperar su energía y reducir los riesgos para la salud. Reducir su peso también se ha relacionado con una reducción en la depresión. La depresión agota su energía y le prohíbe encontrar la motivación necesaria para vivir un estilo de vida saludable. ¡No solo estar saludable le dará una barriga más plana y más energía, sino que también lo hará una persona más feliz! Si el ejercicio no mejora su depresión, considere hablar con su médico.

Estrés y energía

La reducción del estrés recorre un camino increíblemente largo cuando se trata de quemar grasa y trabajar para esa barriga plana. Cuanto más estrés encuentre, más cortisol produce su cuerpo. La hormona del estrés hace que tenga hambre y esté cansado. Cuando cede a los antojos, las calorías van directamente a su vientre, caderas y muslos. Reducir sus niveles de estrés puede sonar difícil y posiblemente intimidante, pero una vez que comienza una rutina de prácticas de relajación, descubre que su energía aumenta y que las funciones generales de su cuerpo han mejorado. La meditación es una práctica popular en todo el mundo que se sabe que reduce los niveles de estrés. Algunas personas usan el ejercicio como una forma de meditación en movimiento, pero hay muchas otras formas de vivir una vida libre de estrés. Cuando comience a implementar una dieta saludable y haga ejercicio con regularidad, asegúrese de incorporar también estrategias de relajación. Después de todo, convertirse en la persona que quiere ser, debería ser una experiencia positiva, no estresante.

Capítulo 4: Cómo cambia tu cuerpo

Tu anatomía cambiante

Ahora que comprende las calorías, las grasas y la energía, es hora de prepararse para los cambios que sufrirá una vez que implemente una dieta saludable y una rutina de ejercicios. Los conceptos básicos de la pérdida de peso nos dicen que si consumimos menos calorías, nuestras necesidades calóricas se reducirán y también nuestro cuerpo. Suena simple, pero hay innumerables aspectos de la pérdida de peso a considerar. Una vez que empiece su nueva rutina de ejercicios, es posible que no pueda sentir o verse más delgado porque la pérdida de peso comienza a nivel molecular. A medida que come sano y hace ejercicio, sus células grasas comienzan a reducirse. La grasa que se ha almacenado en sus células grasas finalmente puede cumplir su propósito como energía que su cuerpo utilizará para obtener energía. La grasa que una vez colgaba alrededor de su vientre ahora se ha descompuesto en sus elementos finales, que son dióxido de carbono y agua. La mayor parte de la grasa que pierde, dejará el cuerpo a través de su sistema respiratorio. Está bien. Está respirando la grasa de su cuerpo. La grasa que no se evacua por las fosas nasales abandonará el cuerpo a través del sudor, la orina y otros fluidos corporales.

Desafortunadamente, sus células grasas permanecen donde están. ¿Recuerda cuando hablamos de tener una cantidad infinita de células grasas? Como humanos, nuestros cuerpos están diseñados para temer lo peor, como morir de hambre. Entonces, tenemos que engañar a nuestros cuerpos con dieta y ejercicio para evitar que esas células grasas se llenen nuevamente.

Peso del agua

Nuestros cuerpos acumulan Agua de forma natural, pero comer limpio le permitirá enjuagar el agua relativamente rápido. Perderá grasa, pero primero, perderá peso del agua. Independientemente del tipo de dieta que elija hacer, el peso del agua siempre será lo primero que saldrá de su cuerpo. Perder agua es en realidad lo que le da una cantidad sustancial de pérdida de peso justo después de comenzar su nuevo estilo de vida. Después de haber eliminado todo el agua, el número en la escala tiende a estabilizarse. Sin embargo, no deje que esto mate su motivación. Deshacerse del peso del agua es el primer paso para perder grasa abdominal. Una vez que el agua se ha ido, su cuerpo comienza el proceso de quemar sus depósitos de grasa, como el que está en su medio.

Desafíos a esperar

Tenga en cuenta que con cualquier experiencia de pérdida de peso, lucha constantemente contra su cuerpo. Su cuerpo biológicamente no quiere que pierda peso porque cree que necesita grasa para sobrevivir en caso de que alguna vez se vea privado de alimentos. Su cuerpo notará que está comiendo menos y liberará sustancias químicas que lo harán sentir hambre. Para combatir esto, coma muchos alimentos fibrosos y llenos de proteínas para mantenerse alimentado. Junto con el peso del agua y la grasa, también está perdiendo tejido muscular, que es lo opuesto a lo que quiere hacer. Mantenerse al día con su rutina de ejercicios es crucial para lograr un vientre plano y un estilo de vida saludable.

Aspectos positivos a esperar

A medida que avanza en este proceso, puede sentir que su cuerpo tiene una mente propia. Sin embargo, adaptarse a su nuevo estilo de vida no será completamente malo. Hay una serie de efectos secundarios positivos que esperar. En primer lugar, se sentirá mejor. Su nueva dieta debería proporcionarle suficiente energía para mantener su rutina de ejercicios, lo que también debería hacer que se sienta más lleno de energía. Diga adiós a ese sentimiento constante de agotamiento. Una vez que su cuerpo esté libre de los kilos de más, su consumo de oxígeno será más eficiente, lo que hará que subir las escaleras sea mucho más fácil sin perder el aliento.

Puede descubrir que recuerda mejor las cosas. Los estudios muestran que las personas que han implementado un plan de pérdida de peso tienden a recordar mejor la información que aquellos que mantuvieron sus hábitos poco saludables. Esto se debe al hecho de que cuando vive un estilo de vida más saludable, su cerebro usa más energía para crear recuerdos y menos energía al recuperarlos, lo que hace que la función de su memoria se dispare.

Su riesgo de cáncer y otras enfermedades relacionadas con el peso disminuirá. Esto se debe a que su cuerpo no tiene que desperdiciar energía en cosas simples como moverse o estar cansado. Con todo este tiempo extra y vitalidad, su cuerpo se esfuerza más para asegurarse de que sus células estén sanas y que sus sistemas funcionen correctamente.

La comida puede comenzar a tener un sabor diferente. Algunos estudios muestran que después de que las personas perdieron una cantidad significativa de peso, los alimentos que alguna vez disfrutaron, como la comida rápida o los alimentos altamente procesados, comenzaron a tener un sabor aburrido y rancio. Esto los hizo gravitar hacia alimentos frescos que alimentaron su energía y los mantuvieron encaminados.

Puede dormir mejor. Es de conocimiento común que un plan de dieta y ejercicio saludable puede hacer que tenga un sueño más reparador. Como su peso se está reduciendo, especialmente en el área del abdomen, verá un cambio significativo en la calidad de su sueño. Más aún si padece trastornos del sueño, como fatiga durante el día, insomnio o apnea del sueño. También puede descubrir que ya no ronca, lo que crea un mejor ambiente para dormir para usted y su pareja.

Será más feliz porque alcanzar una meta de cualquier tipo es motivo de celebración, pero una vez que alcanza su meta de salud y forma física, puede descubrir que es más feliz de lo que ha sido. Existe una gran correlación entre un cuerpo sano y una mente feliz. Con más energía de su dieta y más confianza de su cintura para adelgazar, puede ser imposible quitarse la sonrisa de la cara. De hecho, los científicos han relacionado la pérdida de peso con una reducción de la depresión. Desafortunadamente, perder peso no es una solución. El 10% de las personas que estaban deprimidas antes de perder peso estaban igual de deprimidas después de perder 100 libras. Esto se debe a causas subyacentes que deben abordarse con su médico.

Capítulo 5: Qué NO comer

Por qué es importante una dieta saludable

Ahora que sabe lo que tiene que esperar, comencemos y determinemos qué debe eliminar de su dieta. Incluso con una rutina de ejercicio detallada, comer alimentos poco saludables evitará que alcance su meta de vientre plano. La regla general indica que el 20% de los abdominales con los que sueña se crean en el gimnasio, mientras que el otro 80% se fabrica en la cocina. Se sorprendería de cuánto impacto tienen los alimentos poco saludables en su medio. Descubrirá que su nueva dieta se vuelve más fácil con el tiempo. Se necesitan 21 días para comenzar un hábito y 21 días para dejarlo. Puede matar dos pájaros de un tiro comprometiéndose a comer limpio durante tres semanas. Después de que hayan terminado esas tres semanas, descubrirá que su estilo de vida saludable ha echado raíces. Mantenerse alejado de los alimentos que causan aumento de peso, puede parecer difícil al principio pero una vez que comience a ver resultados, ¡nada lo detendrá!

Grasas trans

Es muy probable que esté familiarizado con las grasas trans. No fue hace mucho tiempo que los medios mostraron que las Grasas trans son: insalubres. El gobierno incluso aprobó un proyecto de ley que considera que las grasas trans no son seguras para su uso en alimentos. En un mundo perfecto, toda nuestra comida estaría libre de grasas trans hoy, pero desafortunadamente, ese no es el caso. Como esta epidemia fue tan generalizada, tomará más de dos años para que todos los alimentos estén libres de esta sustancia. A las grasas trans les gusta instalarse en el abdomen y en los vasos sanguíneos. Es importante prestar atención a lo que dicen las etiquetas de los alimentos porque nunca se sabe lo que puede obtener. Las grasas trans se fabrican inyectando hidrógeno en grasas insaturadas como el aceite vegetal. Las grasas trans tienen el desagradable hábito de reducir los niveles de colesterol bueno y aumentar los niveles de colesterol malo, lo que conlleva un riesgo de ataque cardíaco, accidente cerebrovascular, inflamación y resistencia a la insulina. Este tipo de grasa se puede encontrar en la mayoría de los alimentos envasados, como papas fritas, galletas saladas, galletas, pasteles, comida rápida, junto con margarina y productos para untar. La carne roja también contiene Grasas trans naturales que se producen cuando las bacterias en el estómago de los animales digieren el pasto; así que recuerde usar fuentes de proteínas magras como pollo y pescado sin piel. Es importante leer las etiquetas al comprar alimentos procesados o evitarlos todos juntos. En su lugar, puede cambiar su comida favorita llena de grasas trans por opciones vegetales no procesadas.

Alcohol

Casi todos aprovechan la oportunidad de disfrutar de una bebida después del trabajo o ante un compromiso social obligatorio, pero ¿sabían que la cerveza ocasional podría ser la razón por la cual su intestino no se moverá? El alcohol puede tener beneficios para la salud en pequeñas cantidades, como cuando padece un resfriado, pero consumir demasiado alcohol podría tener efectos adversos en su pérdida de peso. El alcohol es uno de los principales factores que contribuyen a la grasa del vientre. Los estudios de observación sugieren que consumir más alcohol del necesario, conduce a un aumento del exceso de peso alrededor del abdomen. Este fenómeno también se conoce como "tripa de cerveza". Sin mencionar el hecho de que el alcohol deshidrata su cuerpo, haciéndolo sentir lento y hambriento. No tiene que abstenerse del alcohol por completo, pero reducir su consumo reducirá significativamente su cintura.

Productos lácteos

Es abrumador pensar en la cantidad de productos que comemos que contienen lácteos. Cocinamos con él, lo ponemos en nuestro cereal e incluso en nuestro Café de la mañana. Es una locura imaginar cómo sería la vida sin lácteos, pero más del 70% de los estadounidenses son intolerantes a la lactosa. La intolerancia a la lactosa básicamente significa que no tiene la enzima necesaria para descomponer y digerir la lactosa. Esto provoca hinchazón, gases y malestar estomacal. La intolerancia a la lactosa puede ser leve a severa. Como causa la acumulación de gases naturales en el estómago, es mucho más probable que se sienta y se vea hinchado. Si sospecha que puede ser intolerante a la lactosa, intente eliminar los productos lácteos durante una semana y vea si nota algún cambio. Siempre consulte con su médico antes de un cambio de dieta importante. Si no es intolerante a la lactosa, querrá evitar los Productos lácteos que dicen ser "sin grasa" o "bajos en grasa". El método de procesamiento utilizado, hace que estos productos parezcan más saludables, pero en realidad elimina las grasas saludables y las reemplaza con azúcar y sodio. Recuerde, su cuerpo necesita grasa saludable para sobrevivir. Desea eliminar las grasas no saludables y procesadas para alcanzar su vientre plano. Puede hacerlo eligiendo opciones lácteas más saludables, como requesón y yogur griego.

Soda y Refrescos

No hay nada más refrescante que una coca cola helada en el calor del verano ... Excepto por el cuerpo perfecto. Las bebidas gaseosas están en todas partes, desde nuestros supermercados hasta McDonald's. Es difícil decir que no a este dulce regalo, pero el consumo de refrescos es otra de las principales causas de la grasa abdominal. El refresco está lleno de azúcar y calorías vacías que contribuyen al exceso de peso. Los estudios muestran que el consumo de nada más que refrescos, condujo a la acumulación de grasa visceral dentro de su sección media. Su cuerpo lucha para quemar este azúcar, por lo que se almacena en sus células grasas. Es razonable suponer que las gaseosas dietéticas serían una mejor alternativa. La palabra "dieta" tiene el nombre correcto y contiene cero calorías, pero la verdad es que estos refrescos están cargados de edulcorantes artificiales como el aspartamo, la sacarina, la sucralosa o un edulcorante a base de hierbas como la Stevia. Estos pueden ser cinco veces más dulces que el azúcar. Por lo tanto, no se deje engañar pensando que existe una opción de refresco más saludable en el mercado. Siempre lea las etiquetas de cualquier alimento o bebida empaquetada que compre para asegurarse de saber lo que está consumiendo. Cortar los refrescos tiene una serie de beneficios para la salud, como fortalecer los dientes, bajar el azúcar en la sangre y aplanar el abdomen.

Productos horneados procesados

Todos somos culpables de entrar al supermercado o estación de servicio solo para ser tentados por los deliciosos productos horneados empaquetados que se encuentran dispersos por los estantes. La desafortunada verdad es que los pasteles de postre, las mini rosquillas y los muffins están llenos de azúcar y calorías. Combina eso prácticamente sin fibra, y tienes un contribuyente a la grasa abdominal. Esto también se aplica a los "productos recién horneados" y los pasteles Little Debbie en las tiendas de comestibles. No solo están llenos de azúcares no deseados; También contienen conservantes que les permiten tener una vida útil más larga. Literalmente, podrían estar en el estante durante meses antes de que alguien decida recogerlos. ¿Se imagina cuánto tiempo se quedan en su cuerpo? Hágase un favor la próxima vez que desee estos dulces, y coma una fruta en su lugar.

Comida frita

Con un tramo de restaurantes de comida rápida en cada ciudad del país, es fácil ver por qué la población consume tanta comida frita. La comida rápida se ha convertido en una alternativa barata para no cocinar todas las noches. Con la mayoría de los adultos trabajando a tiempo completo, tomar un bocado rápido para cenar parece pan comido. Es cierto cuando dicen que obtiene lo que paga. La comida rápida contiene muy poca fibra y una gran cantidad de carbohidratos, lo que dificulta su digestión. Estos tipos de alimentos son típicamente altos en calorías con poco o ningún valor nutricional. Si combina el hábito de comer comida rápida varias veces a la semana con un estilo de vida bastante sedentario, corre el riesgo de aumentar de peso y todos los problemas de salud que conlleva. Las mayoría de comida frita comienzan como congeladas y altamente procesadas. Esto significa que contienen una gran cantidad de grasas saturadas. Incluso algunas de las opciones saludables que figuran en el menú, como las ensaladas, podrían tener más de 2000 calorías. 2000 calorías son la ingesta calórica diarias para algunas personas. Debe tener cuidado con los complementos poco saludables como aderezos, crotones y cebollas fritas.

Harina Blanca y Arroz Blanco

La harina blanca se encuentra en casi todos los alimentos mencionados anteriormente. La harina blanca, el arroz y otros granos refinados han sido altamente procesados. Los fabricantes quitan estos alimentos de su recubrimiento marrón que elimina la mayor parte del contenido de fibra junto con él. Su cuerpo digiere estos ingredientes refinados muy rápidamente y le hace sentir somnoliento y desmotivado. Los carbohidratos blancos se han refinado, lo que básicamente significa que se han procesado y han cambiado la mayor parte de su contenido de fibra por carbohidratos azucarados. Esto hace que el cuerpo los digiera rápidamente y los almacene como grasa. Cambie sus carbohidratos blancos por opciones de granos integrales como pan integral, arroz integral o quinoa. Cortar los carbohidratos blancos es una excelente manera de reducir la grasa abdominal.

Edulcorantes y azúcares refinados

Los azúcares refinados y los edulcorantes aumentan los niveles de insulina en el cuerpo. Cuando aumentan sus niveles de insulina, promueven el almacenamiento de grasa. Puede encontrar Edulcorantes y azúcares refinados en casi todos los alimentos envasados, y tal vez incluso en su despensa. Así es, ¡incluso el azúcar blanco que usamos para cocinar es malo para usted! El jarabe de maíz alto en fructosa es otro culpable que ayudará a acumular esos kilos. Las alternativas más saludables incluyen pequeñas cantidades de azúcar de arce y miel de verdad.

Jugos de fruta

Las personas tienden a ser incapaces de diferenciar entre las calorías que comen y las que beben, y a la mayoría de las personas se les ha enseñado que el jugo de fruta es bueno para ellos cuando en realidad no lo es. El jugo de fruta está lleno de azúcar (lo has adivinado), y todos sabemos que el exceso de azúcar se almacena como grasa dentro de las células grasas, especialmente las que están en el abdomen.

Papas

¿Sabía que comer una papa al horno le hace lo mismo a su cuerpo que comer una cucharada de azúcar? Las papas están llenas de calorías vacías y se digieren rápidamente. ¡Esto significa que tendrá hambre y estará listo para más comida mucho antes de lo que debería!

Pizza

Aunque a todo el mundo le encanta la pizza, debe preguntarse qué hay en la pizza. La respuesta: corteza procesada y refinada cubierta con carnes procesadas, llena de calorías vacías y una pizca de lactosa alta en grasa en la parte superior. La pizza está llena de grasas saturadas, carbohidratos y sodio. No se preocupe; no tendrá que renunciar a la pizza para siempre. Existen innumerables alternativas saludables a la pizza tradicional que son igual de deliciosas.

Cosas a considerar

No deje que esta larga lista de no-no le desanime. Es importante tener en cuenta sus hábitos alimenticios para cambiarlos. Preste atención a cómo y qué come durante el día y controle los antojos. Aprenda a identificar los desencadenantes que lo hacen querer comer, ya sea por estrés o por aburrimiento. Podría pasar un día escribiendo sus hábitos alimenticios para rastrear áreas de mejora.

Cuando se enfrente a hacer un cambio en el estilo de vida, como comer limpio, intente reformular sus pensamientos. No piense en la comida como buena o mala. Pregúntese si su elección de alimentos ayudará a su objetivo o perjudicará su objetivo, pero no intente ser un perfeccionista. Recuerde que Roma no se construyó en un día, y tampoco es un estilo de vida más saludable. No se golpee por resbalar. Aproveche la oportunidad de aprender de él y continúe por su camino hacia una barriga plana. Si espera demasiado de usted mismo, lo más probable es que se bloquee y se queme antes de comenzar.

Finalmente, planifique sus comidas. Intente evitar situaciones en las que no esté seguro de dónde vendrá su próxima comida. Esto provoca una sensación de incertidumbre que hace que sea realmente fácil elegir algo malo por "necesidad". La preparación de comidas es una excelente manera de evitar este problema. ¡Incluso puede descubrir que le gusta cocinar alimentos deliciosos y nutricionales una vez que se familiarice con ellos!

Capítulo 6: Dieta saludable

Dietas a considerar

La clave para comer una dieta saludable es entender cómo los diferentes alimentos afectan el cuerpo. Ahora que sabe cómo los alimentos que come se transforman en energía o grasa y cómo los alimentos procesados le afectan negativamente, puede comenzar a explorar opciones más saludables. Elija alimentos que disfrute y alimentos que lo hagan sentir bien. Existen varias dietas que incorporan alimentos nutritivos de manera sencilla. Estas dietas incluyen la dieta Adkins, que es una dieta baja en carbohidratos y rápida pérdida de peso, y la dieta Paleo, que se enfoca en alimentos enteros y sin procesar. Algunas personas piensan que comer una dieta saludable es una tarea difícil, ¡pero la mejor manera de verla es como una oportunidad creativa para ser una persona más delgada y saludable!

Alimentos para comer

Es posible que ya haya recopilado esto de la información anterior, pero elegir alimentos integrales que no se hayan procesado es el mejor curso de acción. Tenga cuidado con las cosas que vienen en el empaque, incluso si el paquete dice que el producto es amigable con la dieta. Obtener todos los nutrientes que necesita también es importante. ¡La lista a continuación amplía la comida que debe comer para aferrarse a esa figura sexy!

- ☒ **Aceites vegetales:** aceite de oliva, aceite de aguacate, aceite de coco y otros aceites vegetales.
- ☒ **Productos lácteos:** requesón, yogur griego y leche.
- ☒ **Carnes magras:** aves y pescado.
- ☒ **Granos integrales:** trigo integral, arroz integral, avena cortada en acero y quinoa

- ☒ **Fruta entera:** manzanas, naranjas, plátanos, toronjas y cualquier otra fruta entera que disfrute
- ☒ **Nueces:** nueces, anacardos, almendras y nueces
- ☒ **Semillas:** semillas de girasol, cáñamo, chía y calabaza.
- ☒ **Frijoles:** garbanzos, frijoles negros, frijoles rojos, lentejas y frijoles
- ☒ **Vegetales:** zanahorias, pepinos, aguacate, tomate, apio, calabaza, espinacas, col rizada, guisantes, cebollas, coles de Bruselas, papas dulces, maíz y pimientos.

Cuánto debe comer

Una vez que haya determinado su ingesta calórica diaria, es hora de pensar en cuanto debe comer y en qué debería consistir. Cumplir con los grupos de alimentos mencionados anteriormente es el primer paso para sus comidas diarias, pero ¿cuánto de cada categoría debe consumir en un lapso de 24 horas? Desea estar lleno después de comer, pero no relleno, y no quiere que le de hambre. El equilibrio se encuentra en algún lugar en el medio. Una buena regla general es dividir su plato en tres secciones. La sección más grande debe reservarse para verduras. Las verduras frescas deben constituir el mayor porcentaje de sus comidas. La segunda sección más grande debe ser granos enteros y proteínas saludables. La sección más pequeña de su plato debe ser frutas. Cuando cocine una comida, piense cómo se verá en su plato. Para lucir atractiva, debe comer platos que se vean atractivos. Debe apuntar a comidas coloridas que ofrezcan muchas vitaminas y minerales. Trate de evitar grandes cantidades de sal y azúcar y disfrute de los sabores naturales de una dieta saludable.

Evitar comer en exceso

Lo más importante a tener en cuenta cuando se come saludablemente es elaborar una estrategia para no comer en exceso. Para evitar comer en exceso, elija porciones más pequeñas y mastique lentamente. Tenga en cuenta cómo se siente su cuerpo cuando está comiendo para que cuando esté lleno, sepa cuándo detenerse. Elimine las distracciones como la televisión y las redes sociales durante las comidas para ayudar con la alimentación consciente.

Coma y prepare sus comidas en casa. Esto ayuda a planificar su comida para que no se quede atrapado sin una opción saludable. La comida rápida y los restaurantes tienden a dar porciones más grandes y más calorías de las que prepararíamos para nosotros en casa.

Desayune incluso si no quiere. Saltarse el desayuno se ha ganado la reputación de ser una buena forma de reducir calorías, pero este no es el caso. Tener un desayuno saludable es la mejor manera de nivelar el azúcar en la sangre y acelerar el metabolismo. Sin mencionar que cuando no desayuna, tienes más hambre a la mitad del día, lo que le llevará a comer en exceso.

Mentalidad de alimentación saludable

En lugar de enfocarse solo en la comida que debe y no debe comer, concéntrese en la razón por la que desea perder peso. Desarrolle un mantra que detalle su decisión de convertirse en una persona más saludable y delgada e incorpore ese pensamiento en la construcción de sus hábitos saludables. Sea compasivo y amable consigo mismo, incluso cuando no sienta que has hecho un gran trabajo. La negatividad conducirá a tirar las manos y ceder ante la bondad prohibida de los carbohidratos y el azúcar. Dígase a sí mismo que quiere comer sano, no que tiene que comer sano. Tome la decisión de pensar en el deseo de elegir ingredientes saludables debido a la forma en que lo hacen sentir.

Confíe en su cuerpo y preste atención a lo que le está diciendo. ¿Está buscando los Cheetos cuando realmente quiere descansar? ¿Tiene antojo de ese brownie de chocolate cuando realmente quiere amor y afecto? A medida que incorpore hábitos saludables, aprenda a reducir la velocidad y respirar. Una vez que se tome el tiempo para hacer una pausa y cuestionar estas señales corporales, comenzará a encontrar el verdadero significado detrás de ellas. Esto abre la puerta para comprender completamente la mejor manera de combatir sus antojos y desencadenantes.

Sea paciente. Poner una restricción de tiempo en sus objetivos de pérdida de peso solo hará que sea mucho más difícil de lograr. Establecer un objetivo a largo plazo y marcarlo en rojo en el calendario es contraproducente. Aproveche cada día como una oportunidad para ser mejor y hacerlo mejor, y vea cada éxito diario como algo de lo qué sentirse orgulloso. Intentar controlar cada aspecto de su cambio de estilo de vida solo está creando una trampa para el fracaso. No ganó todo su peso en una semana y no perderá todo su peso en una semana. No se ejerza presión innecesaria sobre sí mismo desarrollando un estilo de vida estricto que solo lo aburrirá y lo tentará a desviarse. Sea comprensivo y, lo que es más importante, siga la corriente.

Capítulo 7: Preparación de comidas

Pollo al horno con miel y mostaza

Ingredientes:

- ☒ 1 cucharadita de albahaca seca
- ☒ 1/2 taza de miel
- ☒ 1/2 taza de mostaza preparada
- ☒ pimienta y sal al gusto
- ☒ 1 cucharadita de pimentón
- ☒ 1/2 cucharadita de perejil seco
- ☒ 6 mitades de pechuga de pollo deshuesadas y sin piel

¿Cómo prepararlo?:

1. Precaliente el horno a 175 grados C (350 grados F).
2. Frote sal y pimienta sobre las pechugas de pollo y colóquelas en una fuente para hornear de 9x13 pulgadas que se haya engrasado ligeramente.
3. Mezcle el perejil, el pimentón, la albahaca, la mostaza y la miel, hasta que estén bien combinados. La mitad de esta mezcla se debe verter y cepillar sobre el pollo.
4. Hornee las pechugas de pollo recubiertas por 30 minutos en el horno. Voltee el pollo cuando esté dorado y con la mitad restante de la mezcla de miel y mostaza, cepille nuevamente el pollo.
5. Continúe horneando hasta que el pollo esté dorado y bien cocido.
6. Dejar enfriar 10 minutos antes de servir.

Solomillo de cerdo a fuego lento

Ingredientes:

- ☒ pimienta negra (recién molida) al gusto
- ☒ 3 cucharadas de salsa de soja
- ☒ 3 cucharadas de ajo (picado)
- ☒ 3/4 taza de vino tinto
- ☒ 1 taza de Agua
- ☒ 1 2 libras de lomo de cerdo
- ☒ 1 1 oz. sobre mezcla de sopa de cebolla seca

¿Cómo prepararlo?:

1. Con la mezcla de sopa de cebolla, coloque el cerdo en la olla de cocción lenta.
2. Vierta la salsa de soya, el agua y el vino encima. Voltee el cerdo varias veces para asegurarse de que esté bien cubierto.
3. Extienda suavemente el ajo sobre la carne de cerdo, trate de dejarlo sobre todo en la parte superior.
4. Agregue la pimienta. Cocine tapado durante 4 horas a fuego lento.
5. Agregue goteos cuando sirva.

Vegetales Asados

Ingredientes:

- 1 calabaza pequeña
- 2 pimientos rojos
- 1 batata
- 1 cucharada de tomillo fresco picado
- pimienta negra (recién molida) y sal al gusto
- 3 papas Yukon Gold
- 1/4 taza de aceite de oliva
- 2 cucharadas de romero fresco (picado)
- 1 cebolla roja
- 2 cucharadas de vinagre balsámico

¿Cómo prepararlo?:

1. Precaliente el horno a 245 grados C (475 grados F)
2. Pelar, cortar en cubitos y cortar en dados las verduras.
3. Combine los pimientos rojos, las papas Yukon, la calabaza, los pimientos rojos dulces y la papa. Agregue la cebolla roja a la mezcla, rompiendo sus capas en pedazos.
4. Revuelva el vinagre, el romero, la sal, la pimienta y el tomillo en un tazón pequeño. Mezcle las verduras hasta que estén cubiertas con la mezcla. Luego, en una asadera, extiéndalos de manera uniforme.
5. Ase los vegetales durante 35 a 40 minutos en el horno, revolviendo cada pocos minutos hasta que estén dorados y cocidos.

Tacos de pescado

Ingredientes:

- ☒ 1 huevo
- ☒ 1 taza cerveza
- ☒ 1 cucharadita de levadura en polvo
- ☒ 1/2 cucharadita de sal
- ☒ 2 cucharadas de maicena
- ☒ 1 taza harina para todo uso
- ☒ 1 lima (jugo)
- ☒ 1/2 cucharadita de comino (molido)
- ☒ 1 chile jalapeño (picado)
- ☒ 1/2 taza de mayonesa
- ☒ 1 cuarto de aceite para freír
- ☒ 1/2 taza de yogurt natural
- ☒ 1/2 cucharadita de orégano (seco)
- ☒ 1 cucharadita de alcaparras (picadas)
- ☒ 1/2 cucharadita de hierba de eneldo (seca)
- ☒ 1 cucharadita de pimienta de cayena (molida)
- ☒ 1/2 col mediana (rallada)
- ☒ 1 12 oz. paquete de tortillas de maíz
- ☒ 1 libra de filetes de bacalao, cortados en porciones de 2 a 3 oz.

¿Cómo prepararlo?:

Masa de cerveza:

1. Mezcle la maicena, el polvo de hornear, la sal y la harina, luego agregue la cerveza y el huevo. Agregue la harina a la mezcla, revolviendo rápidamente, algunos grumos están bien.

Salsa blanca:

1. Mezcle la mayonesa y el yogur juntos. Agregue gradualmente el jugo de lima: la consistencia será un poco

líquida. Mezcle eneldo, jalapeño, alcaparras, orégano, pimienta y comino.

2. En la freidora, caliente el aceite a 190 grados C (375 grados F).

3. Empane ligeramente los trozos de pescado con harina. Sumergirlo uno por uno en la masa y cocinar hasta que esté dorado y crujiente. Escurrir los filetes en toallas de papel.

4. Fríe las tortillas ligeramente, evite que estén crujientes.

5. En una tortilla, agregue el repollo rallado y luego coloque el pescado encima. Rociar con salsa blanca.

Sopa de lentejas

Ingredientes:

- 2 zanahorias (cortadas en cubitos)
- 2 taza de lentejas secas
- 2 tallos de apio (picado)
- 1/4 taza de aceite de oliva
- 2 dientes de ajo (picados)
- 1 14.5 oz. de tomates triturados en lata
- 1 cucharadita de orégano (seco)
- 2 cucharadas de vinagre
- 1 cebolla (picada)
- 1 hoja de laurel
- 1 cucharadita de albahaca (seca)
- 8 taza de agua
- 1/2 taza de espinacas (en rodajas finas)
- pimienta negra y sal al gusto

¿Cómo prepararlo?:

1. Caliente el aceite en la estufa a fuego medio. Mezcle el apio, las zanahorias y las cebollas. Cocine hasta que las cebollas estén translúcidas.
2. Saltee en orégano, ajo, albahaca y laurel durante unos minutos.
3. Mezcle las lentejas y luego agregue los tomates y el agua. Déjalo hervir.
4. Dejar hervir a fuego lento durante al menos una hora.
5. Agregue las espinacas, lo suficiente para que se marchiten, luego sirva de inmediato.
6. Agregue la pimienta, el vinagre y la sal según su gusto, y más o menos vinagre si lo desea.

Tazas de pastel de carne con verduras y pavo

Ingredientes:

- ☒ 1 libra de pavo magro extra (molido)
- ☒ 1 pimiento rojo (picado)
- ☒ 1 huevo
- ☒ 2 taza de calabacín (picado)
- ☒ 1/2 taza de cuscús crudo
- ☒ 1 1/2 taza de cebolla (picada)
- ☒ 1/2 taza de salsa barbacoa, o según sea necesario
- ☒ 2 cucharadas de salsa Worcestershire
- ☒ 1 cucharada de mostaza de Dijon

¿Cómo prepararlo?:

1. Precaliente el horno a 200 grados C (400 grados F)
2. Usando un spray para cocinar, engrase 20 moldes para magdalenas.
3. En un procesador de alimentos, agregue el calabacín, el pimiento rojo y la cebolla. Procese hasta que esté finamente picado, y NO licuado. Coloque la mezcla en un tazón y agregue cuscús, huevo, salsa Worcestershire, pavo molido y mostaza Dijon. Mezcle hasta que se incorpore adecuadamente.
4. Coloque la mezcla de pastel de carne en cada taza de magdalenas, llenándola aproximadamente 3/4. Unte una cucharadita de salsa de barbacoa en la parte superior.
5. Hornee por unos 20 minutos o hasta que los jugos salgan claros.
6. Déjelo enfriar por 5 minutos antes de servir.

Sopa de fideos con pollo de la abuela

Ingredientes:

- ☒ 2 1/2 taza de fideos de huevo anchos
- ☒ 3 tazas de carne de pollo cocido (cortado en cubitos)
- ☒ 12 taza de caldo de pollo
- ☒ 1 cucharadita de aceite vegetal
- ☒ 1 cucharadita de condimento para aves
- ☒ 1 1/2 cucharada de sal
- ☒ 1/4 taza de agua
- ☒ 1 taza de apio (picado)
- ☒ 1 taza de cebolla (picada)
- ☒ 1/3 taza de maicena

¿Cómo prepararlo?:

1. Prepare una olla de agua ligeramente salada; déjelo hervir sobre la estufa.
2. Agregue el aceite y los fideos de huevo. Déjelo cocinar hasta que esté tierno. Escurrir y enjuagar con agua corriente fría.
3. Mezcle la sal, el condimento de las aves y el caldo en una cacerola grande. Deje hervir. Agregue la cebolla y el apio. Cubra y deje hervir a fuego lento durante 15 minutos.
4. Mezcle agua y maicena en un tazón pequeño, hasta que la maicena se disuelva por completo.
5. Mientras revuelve la sopa constantemente, agregue la mezcla de maicena. Agregue el pollo y los fideos. Cocine hasta que se caliente por completo.

Pasta de Pollo y Espárragos

Ingredientes:

- ☒ 1 paquete de 16 oz. de Pasta Penne
- ☒ 2 mitades de pechuga de pollo, sin piel y sin hueso (en cubos)
- ☒ 1 diente de ajo (en rodajas finas)
- ☒ 1 manojo de espárragos delgados (cortados en diagonal)
- ☒ 5 cucharadas de aceite de oliva (dividido)
- ☒ 1/4 taza de queso parmesano
- ☒ 1/2 taza de caldo de pollo bajo en sodio
- ☒ Pimienta, ajo en polvo y sal al gusto.

¿Cómo prepararlo?:

1. Prepare una olla grande de agua ligeramente salada; llevarlo a ebullición sobre la estufa.
2. Agregue la pasta penne y cocine hasta que esté tierno, pero también firme a la picadura (alrededor de 5 a 8 minutos). Escurrir y reservar.
3. En una sartén grande, caliente 3 cucharadas de aceite de oliva a fuego medio-alto. Agregue el pollo. Sazone con pimienta, ajo en polvo y sal. Cocine hasta que el pollo esté dorado y bien cocido. Ponga a un lado, drene el aceite en toallas de papel.
4. Agregue el caldo de pollo a la sartén. Mezcle el ajo, los espárragos, la sal, la pimienta y el ajo en polvo. Coloque la tapa y cocine hasta que los espárragos estén tiernos, aproximadamente de 6 a 8 minutos. Agregue el pollo nuevamente en la sartén. Cocine hasta que se caliente por completo.
5. Combine la salsa y la pasta. Deje enfriar durante 5 minutos antes de servir. Agregue 2 cucharadas de aceite de oliva y luego cubra con queso parmesano.

Pasta Griega De Pollo

Ingredientes:

- ☒ 1 libra de pechuga de pollo, sin piel y sin hueso (en cubos)
- ☒ 1/2 taza de cebolla roja (picada)
- ☒ 1 lata de 14 oz. de corazones de alcachofa marinados (escurridos y picados)
- ☒ 1 paquete de 16 oz. de pasta linguine
- ☒ 1 cucharada de aceite de oliva
- ☒ 2 dientes de ajo (machacados)
- ☒ 2 limones para decorar (cuña)
- ☒ 2 cucharadas de jugo de limón
- ☒ 1 tomate grande (picado)
- ☒ 2 cucharaditas de orégano (seco)
- ☒ 1/2 taza de queso feta (desmenuzado)
- ☒ 3 cucharadas de perejil fresco (picado)
- ☒ pimienta y sal al gusto

¿Cómo prepararlo?:

1. Prepare una olla grande de agua ligeramente salada; llevarlo a ebullición sobre la estufa.
2. Agregue la pasta linguine y cocine hasta que esté tierno, pero también firme a la picadura (alrededor de 5 a 8 minutos). Escurrir y reservar.
3. En una sartén grande, caliente el aceite de oliva a fuego medio-alto. Saltee el ajo y la cebolla hasta que estén fragantes. Agregue el pollo, cocine hasta que los jugos salgan claros y el pollo esté bien cocido y dorado.
4. Reduzca el fuego a medio-bajo. Mezcle pasta cocida, corazones de alcachofa, tomate, orégano, jugo de limón, perejil y queso feta. Cocine hasta que se caliente por completo.

5. Retirar del fuego, sazonar con pimienta y sal. Decorar con rodajas de limón.

Chile de frijoles negros

Ingredientes:

- ☒ 1 libra de pavo (molido)
- ☒ 1 cebolla (cortada en cubitos)
- ☒ 1 cucharada de aceite vegetal
- ☒ 1 14.5 oz. de tomates triturados en lata
- ☒ 3 15 oz. de frijoles negros (sin escurrir) en lata
- ☒ 2 dientes de ajo (picados)
- ☒ 1 1/2 cucharadas de chile en polvo
- ☒ 1 cucharada de orégano (seco)
- ☒ 1 cucharada de hojas de albahaca (secas)
- ☒ 1 cucharada de vinagre de vino tinto

¿Cómo prepararlo?:

1. En una olla grande, caliente el aceite a fuego medio.
2. Saltee el ajo y la cebolla, cocine hasta que las cebollas estén translúcidas.
3. Agregue el pavo, saltee hasta que esté bien cocido y dorado.
4. Mezcle los tomates, frijoles, orégano, chile en polvo, vinagre y albahaca.
5. Coloque la tapa y cocine a fuego lento durante 1 hora o más, hasta que los sabores estén bien mezclados.

Queso Feta y Espinacas

Ingredientes:

- ☒ 4 champiñones frescos (en rodajas)
- ☒ 6 pan de pita integral de 6 pulgadas
- ☒ 2 tomates Roma (ciruela) (picados)
- ☒ 1 6 oz. de un envase de pesto de tomate secado al sol
- ☒ 1 manojo de espinacas (picadas)
- ☒ 2 cucharadas de queso parmesano (rallado)
- ☒ 3 cucharadas de aceite de oliva
- ☒ 1/2 taza de queso feta (desmenuzado)
- ☒ pimienta negra molida al gusto

¿Cómo prepararlo?:

1. Precaliente el horno a 175 grados C (350 grados F).
2. Cepille el pesto de tomate en un lado de cada pan de pita. Colóquelos en una bandeja para hornear, con el pesto hacia arriba.
3. Cubra las pitas con champiñones, espinacas, tomates, queso parmesano y queso feta. Rociar con aceite de oliva y espolvorear con pimienta.
4. Hornee en el horno hasta que el pan de pita esté crujiente. Cortar en cuartos.

Calabacín y Papa Horneados

Ingredientes:

- ☒ 4 papas medianas (peladas y cortadas en trozos grandes)
- ☒ 2 calabacines medianos (cortados en trozos grandes)
- ☒ 1 pimiento rojo mediano (picado)
- ☒ 1 diente de ajo (en rodajas)
- ☒ 1/2 taza de pan rallado seco
- ☒ 1/4 taza de aceite de oliva
- ☒ pimienta negra molida y sal al gusto
- ☒ pimentón al gusto

¿Cómo prepararlo?:

1. Precaliente el horno a 200 grados C (400 grados F).
2. Combine las papas, el pimiento rojo, el calabacín, las migas de pan, el aceite de oliva y el ajo. Sazone con pimienta, sal y pimentón.
3. Hornee en el horno por una hora. Mezclando ocasionalmente hasta que las papas estén ligeramente doradas y tiernas.

Tabulé de Quinoa

Ingredientes:

- ☒ 2 taza de agua
- ☒ 1 taza de quinoa
- ☒ 2 zanahorias (ralladas)
- ☒ 1 pepino (cortado en cubitos)
- ☒ 3 tomates (cortados en cubitos)
- ☒ 1 taza de perejil fresco (picado)
- ☒ 2 racimos de cebollas verdes (cortadas en cubitos)
- ☒ 1/4 taza de aceite de oliva
- ☒ 1/2 cucharadita de sal marina
- ☒ 1/4 taza de jugo de limón
- ☒ 1 pizca de sal

¿Cómo prepararlo?:

1. En una cacerola, hierva el agua. Agregue una pizca de sal y la quinoa. Cambie el fuego a bajo, ponga una tapa y deje hervir a fuego lento durante 15 minutos. Déjelo enfriar y luego frótelo con un tenedor.
2. Combine la sal marina, el aceite de oliva, el pepino, los tomates, el jugo de limón, las cebollas verdes, el perejil y las zanahorias en un tazón grande. Agregue la quinoa enfriada.

Capítulo 8: Qué beber

¿Cómo pueden las bebidas ayudarlo a perder peso?

Comer sano y hacer ejercicio son los dos aspectos más esenciales para tener una barriga plana, pero puede darle un empujón adicional, combinándolos con hábitos saludables de bebida. Algunas bebidas vienen con una multitud de beneficios para la salud que pueden hacerle sentir y parecer una persona completamente nueva. Ninguna de las bebidas enumeradas a continuación son procesadas o ricas en azúcar. Como siempre, el enfoque más natural es el más beneficioso cuando se trata de sus objetivos de condición física. Ya sea que las bebidas aceleren su metabolismo o le permitan perder Peso del agua, ¡debería considerar agregarlas a su nuevo estilo de vida!

Agua

El agua puede ser la bebida más importante para consumir, no solo cuando está alcanzando el cuerpo perfecto, sino todo el tiempo. El agua ayuda a su cuerpo a funcionar adecuadamente al hidratar sus órganos a nivel molecular. Sin Agua, su cuerpo no funciona correctamente. Estar deshidratado puede hacer que su cuerpo se estrese y afectar la cantidad de grasa que quema al ralentizar su metabolismo para ahorrar energía. El agua también es un supresor natural del apetito. Como sabe, cuando el estómago se siente lleno, envía mensajes a su cerebro diciéndole que no tiene hambre.

Cuando bebe Agua, ocupa espacio en su vientre y le hace sentir lleno, literalmente, sin ninguna de las calorías. A veces, su cuerpo puede decirle que tiene hambre cuando realmente tiene sed. Si siente hambre justo después de una comida, o cuando sabe que no debe morir de hambre, beber agua debe encargarse de eso.

Como se mencionó anteriormente, el agua puede ayudar a su cuerpo a quemar calorías al aumentar su metabolismo. Un estudio muestra que las personas que bebieron 500 ml de agua fría o a temperatura ambiente quemaron un 3% más de calorías de lo que normalmente consumirían en 2 horas después de beber el Agua. Esto es especialmente cierto si bebe agua con hielo, ya que su cuerpo quema calorías para calentar el agua hasta la temperatura corporal.

Mantenerse hidratado asegura que su cuerpo puede eliminar eficazmente los desechos. El agua permite que los riñones eliminen las toxinas mientras retienen electrolitos y nutrientes. Si el cuerpo está deshidratado, los riñones retienen líquido en sus intentos de rehidratación. Cuando no tiene suficiente agua, puede estreñirse, lo que le hace sentir hinchado y lleno. Esto puede agregar desde una pulgada a tres pulgadas a su cintura. Beber mucha agua puede permitirle evitar retener la cintura y agregar kilos de más a su cintura.

Té verde

El té verde se ha vuelto muy popular en la comunidad de la salud en los últimos años, y por una buena razón. Esta bebida milagrosa contiene una gran cantidad de antioxidantes conocidos como catequinas. Se sabe que las catequinas rehidratan rápidamente el cuerpo mientras queman la grasa obstinada del abdomen. Lo hacen al aumentar la liberación de grasa de las células grasas y al mismo tiempo aumentar el potencial de quema de grasa de su hígado. El té verde también tiene propiedades antiinflamatorias. Si se ingiere regularmente, puede compensar la inflamación en el abdomen y detener el aumento de peso lento. Varios estudios han concluido que beber Té verde de forma regular puede ayudar a reducir el tamaño de su medio y fortalecer su sistema inmunológico.

Vinagre de sidra de manzana

A pesar de que no huele muy apetitoso, el vinagre de sidra de manzana (VSM) es realmente conocido por su capacidad para ayudar en la pérdida de peso y objetivos de acondicionamiento físico. El VSM actúa como un estimulante de la bilis y permite que el nivel de pH en el revestimiento de su estómago se equilibre. Esta bebida poco ortodoxa puede suprimir el apetito y ayudar a eliminar los desechos de su cuerpo. Intente mezclar agua tibia con una cuchara llena de Vinagre de sidra de manzana y beberla a primera hora de la mañana, con el estómago vacío, para ver los sorprendentes efectos.

Té de menta

El té de menta no solo es una bebida refrescante de verano, sino también una herramienta útil para ayudar a perder peso. Beber té de menta garantiza que su cuerpo esté digiriendo los alimentos de manera rápida y eficiente. Ayuda a aliviar la hinchazón que está relacionada con la acumulación de grasa en el área abdominal. La hinchazón podría deberse a que los alimentos no se digieren adecuadamente, lo que previene el Té de menta. El té de menta también previene y reduce la acidez estomacal, ayuda a un sueño reparador y mantiene su piel luciendo y sintiéndose increíble. ¡Intente incorporar el Té de menta en su rutina para impulsar su bienestar general!

Canela

Como sabe, comer alimentos picantes puede aumentar su metabolismo porque hacen que la temperatura de su cuerpo aumente. Este proceso se llama termogénesis, que es cómo sus células crean energía a partir de los alimentos que comemos y la convierten en calor. Lo mismo sucede cuando ingiere Canela. Los antioxidantes en esta especia milagrosa tienen propiedades antiinflamatorias, que ayudan a reducir la grasa del vientre en forma de hinchazón y estreñimiento. Puede agregar canela a una botella de agua para que sea más apetitosa o puede tomarla con su café de la mañana. De cualquier manera, la canela es una forma sabrosa de mantener su dieta en el camino correcto para el vientre plano perfecto.

Café

Algunos de ustedes pueden sentirse aliviados al encontrar este alimento básico de la mañana en la lista. Si no puede funcionar sin su taza de café a primera hora de la mañana, entonces tiene suerte. Se sabe que Black Café proporciona una larga lista de beneficios para la salud que se derivan de su contenido de cafeína. Estos beneficios para la salud incluyen ayudar a perder peso al convertir la grasa en energía. Si está buscando cambiarlo, se sabe que el café verde aumenta la pérdida de grasa aún más que su hermano más oscuro. El café verde son granos de café que no han sido tostados. El café verde es particularmente rico en ácido clorogénico, que se ha demostrado que acelera su metabolismo y trata su cuerpo con una dosis saludable de antioxidantes. El truco para permitir que el café le ayude en su dieta, es evitar el azúcar y la crema. Aunque es sabroso, este complemento tiene un alto contenido de calorías y grasas, lo que influye directamente en la capacidad del Café para reducir la grasa del abdomen.

Capítulo 9: Trabajando con su metabolismo

¿Qué es el metabolismo?

La definición del diccionario de metabolismo es el proceso químico que ocurre dentro de todos los organismos vivos para mantener la vida. En otras palabras, el metabolismo es cómo nuestros cuerpos convierten los alimentos que comemos en energía. Durante este proceso bioquímico, las calorías se combinan con oxígeno para liberar la energía que necesitamos para llevar a cabo nuestra vida cotidiana. Hay dos funciones separadas del metabolismo: catabolismo y anabolismo. El catabolismo se define como la liberación de energía de las calorías y el anabolismo se define como la creación y almacenamiento de energía de las calorías. Todos los aspectos del metabolismo están controlados por el sistema endocrino, que se encarga de innumerables funciones corporales, como la regulación del estado de ánimo, las funciones reproductivas y el crecimiento del tejido celular. Aunque no es posible controlar completamente su metabolismo, es posible influir en él utilizando tres métodos clave: el tipo de comida que come, la cantidad de comida que come y la cantidad de ejercicio que hace todos los días.

Todos conocemos a alguien que parece ser capaz de comer lo que quieran y nunca ganar una libra. Por lo general, atribuimos esto a su metabolismo rápido y los envidiamos por ser tan afortunados, pero tener un metabolismo rápido es en realidad solo un mito. Su edad, sexo, dieta, niveles de actividad y genética determinan su tasa metabólica. Las posibilidades de que todos estos aspectos se alineen perfectamente para darle a alguien un cuerpo perfecto y sin esfuerzo es irrealista. El secreto de su éxito no tiene nada que ver con su suerte y sí todo que ver con su equilibrio. Las personas que parecen tener un metabolismo rápido probablemente ya son flacas, muy activas y duermen lo suficiente todas las noches. Como la mayoría de las cosas, no hay una solución mágica para un metabolismo que lo beneficie. Se necesita atención y dedicación para entrenar su metabolismo para cumplir con sus necesidades y no trabajar en su contra. No se desanime. Con práctica y prueba y error, podría duplicar su tasa metabólica en poco tiempo. Una gran ventaja para comprender su metabolismo es que cambiarlo parece mucho más alcanzable.

Edad y metabolismo

Es posible que haya escuchado a las personas hablar sobre cómo no pueden comer como cuando eran más jóvenes. Incluso es posible que alguien le haya dicho que sus hábitos alimenticios alcanzarán su metabolismo. Desafortunadamente, la edad juega un papel importante en la tasa metabólica. A medida que envejece, su metabolismo se ralentiza. Esto hace que sea más fácil aumentar de peso y difícil perderlo. La actividad física tiende a disminuir a medida que envejece, por lo que disminuye la cantidad de energía que quema. Cuando sus niveles de actividad disminuyen, también lo hace su masa muscular, lo que hace que su cuerpo necesite aún menos calorías para obtener energía. Aunque puede volverse menos activo y más lento para quemar calorías cuando envejece, hay varios pasos que puede seguir para aumentar su metabolismo y obtener esa barriga plana.

Comer para impulsar su metabolismo

La mayoría de las dietas requieren que cuente calorías y realice un seguimiento de la cantidad que come en un día. Con el metabolismo, no se trata de cuánto come, sino de lo que está comiendo. Simplemente desayunar puede aumentar su metabolismo por un corto período de tiempo. Esto se debe al efecto térmico de los alimentos (ETA), que es causado por la energía adicional necesaria para absorber, digerir y procesar los nutrientes en los alimentos. La mejor manera de aprovechar al máximo este proceso es comiendo muchas proteínas. Esto se debe a que la proteína causa el mayor aumento en el ETA. Tener una dosis saludable de proteína en su comida puede aumentar su tasa metabólica más del 15%. Cuando se compara esto con el 2% para las grasas y el 7% para los carbohidratos, no hay duda de que la proteína es el superhéroe de un metabolismo fuerte. Los estudios muestran que las personas comen 440 calorías menos al día cuando el 30% de su dieta estaba compuesta de proteínas. Esto se debe a que la proteína lo mantiene lleno por más tiempo, lo que facilita el mantenimiento de su déficit calórico. El consumo de una gran cantidad de carne magra y proteína vegetal, le permite a su cuerpo combatir la pérdida muscular. Por lo tanto, ¡obtener suficiente proteína es clave para cualquier persona que esté experimentando una gran reducción de grasa, como usted!

La proteína no es el único alimento a tener en cuenta al aumentar su metabolismo; los alimentos picantes también pueden aumentar su capacidad para quemar grasas. Los alimentos picantes como los pimientos contienen una sustancia conocida como capsaicina. La capsaicina es el compuesto utilizado para producir la sensación de ardor causada por el consumo de especias. Aunque la capsaicina es un signo biológico para disuadir a los mamíferos, incluidos los humanos, es excelente para aumentar la tasa metabólica en reposo. Los estudios demuestran que comer pimientos en dosis soportables puede hacer que el cuerpo queme hasta 10 calorías adicionales por comida. Aunque no puede confiar solo en los alimentos picantes para bajar de peso, combinados con otras prácticas de aceleración del metabolismo pueden proporcionar una ventaja de pérdida de peso.

Mientras se encuentra en el proceso de agregar alimentos y pimientos ricos en proteínas a su dieta, considere cuántas veces al día le gustaría comer. La tradición de tres comidas al día podría estar frenando su potencial metabólico. Cuando come grandes cantidades con un gran lapso de tiempo en el medio, su metabolismo se ralentiza para preservar su energía. Comer un bocadillo o una comida pequeña cada 3 a 4 horas permitirá que su metabolismo se racionalice y queme más calorías de lo que lo haría si solo comiera en el desayuno, el almuerzo y la cena. Los estudios demuestran que las personas que comen bocadillos a menudo sienten menos hambre y comen menos en las comidas. Comer con más frecuencia tiende a tener un impacto positivo en algo más que reducir calorías. Un refrigerio saludable en realidad puede estabilizar los niveles de glucosa en sangre. Las comidas más pequeñas tienen menos glucosa que sus contrapartes más grandes. Esto hace que su azúcar en la sangre aumente a un ritmo mucho más lento, manteniendo bajos los niveles de cortisol y controlando el hambre. Este tipo de dieta es especialmente beneficiosa para quienes sufren de diabetes o hipoglucemia. Es importante recordar comer bocadillos saludables, incluso si son pequeños.

Beber para impulsar su metabolismo

¡La comida no es lo único en su caja de herramientas que puede influir en su metabolismo! Hemos discutido la importancia de eliminar las bebidas azucaradas de su dieta debido al exceso de calorías. Estas calorías vacías también afectan su tasa metabólica simplemente al aumentar la cantidad de calorías que consume en su conjunto. La solución directa es beber agua. El agua no tiene calorías y mantiene su cuerpo hidratado. De hecho, beber agua acelera el metabolismo temporalmente y aún más si el agua que está bebiendo está helada. La investigación sugiere que beber medio litro de agua puede aumentar su tasa metabólica en reposo en más del 20% durante aproximadamente una hora. Su cuerpo necesitará aún más energía para calentar el agua a la temperatura corporal, lo que le dará un impulso adicional para quemar grasa. Intente beber un vaso de agua antes de su próxima comida para evitar sentir hambre. Los estudios demuestran que las personas con sobrepeso que bebieron Agua antes de sentarse a comer perdieron un 40% más de peso que las personas que no lo hicieron. Piensa en el agua como su arma secreta para una cintura delgada.

Aunque beber agua es esencial para una barriga plana, hay otras dos soluciones para hidratarse y aumentar el metabolismo. El primero es beber Té verde. El té verde es bajo en calorías. Por lo tanto, beber este té es bueno para perder peso y mantenerlo. Se sabe que el té verde convierte el exceso de grasa almacenada en el cuerpo en ácidos grasos libres. Esto aumenta su potencial de quema de grasa a más del 15%. En realidad, puede aumentar su tasa metabólica en un 5%. El té verde es una excelente manera de mezclar su rutina de bebidas. Agregue una pequeña cantidad de miel orgánica real para complacer sus gustos de dulce y aumentar su metabolismo al mismo tiempo.

El café es la segunda solución a su rutina de agua desgastada. Sin embargo, la mayoría de nosotros no podemos vivir sin el café, pero ¿sabía que en realidad podría aumentar su metabolismo mientras le da un impulso extra para comenzar su mañana? El secreto de este líquido milagroso es la cafeína. La cafeína en el café negro, en realidad puede aumentar su capacidad para quemar grasas en un 10%. Cuanto más peso pierde, más grasa puedes quemar bebiendo café. La investigación sugiere que las personas delgadas que bebieron café aumentaron su metabolismo el doble que el de una persona obesa. ¡Seguimos hablando de la misma bebida que proporciona tantos beneficios!

Sueño y metabolismo

De la misma manera que el estrés puede afectar su meta de pérdida de peso, también pueden afectar sus hábitos de sueño. Cuando su cuerpo está privado de sueño, aumenta el nivel de cortisol. Esto envía señales de hambre a su cerebro, lo que a su vez hace que anhele alimentos reconfortantes como los carbohidratos y las grasas. La falta de sueño se ha relacionado con un gran aumento de la obesidad en Estados Unidos. Patear los antojos a toda velocidad no es el único revés de una noche de insomnio. Cuando su cuerpo está cansado, sus niveles de azúcar en la sangre y la resistencia a la insulina se disparan, lo que pone al cuerpo en mayor riesgo o desarrolla diabetes. Lo más importante para recordar es acostarse. Descanse lo suficiente para que su cuerpo esté en excelente forma para deshacerse de libras y aplanar su abdomen. Desafortunadamente, dormir 8 horas todas las noches no siempre es realista. La próxima vez que sufra de una noche menos que reparadora, recuerde que su cuerpo está bajo estrés y querrá consumir diez veces más de lo que come para compensar el trauma.

Ejercicio y metabolismo

Debe pensar en este viaje para llegar a una barriga plana como una escala de dos lados. Por un lado, tiene su dieta, y por otro lado, tiene su rutina de ejercicios. Se necesita una cantidad calculada en ambos lados para obtener el éxito. Cuando piense en influir en su metabolismo, debe usar el mismo concepto. Aumentar su metabolismo con actividad física puede ser tan simple como ponerse de pie. ¡Está bien! ¡Algo tan simple como invertir en un escritorio de pie o tomar breves descansos para caminar durante sus horas de trabajo puede quemar 175 calorías adicionales por día!

Cuando se trata de aumentar su metabolismo, querrá hacer algo más que ponerse de pie. Las células musculares requieren una cantidad exponencial de energía, lo que significa que cuanto más músculo tenga, más calorías quemará incluso mientras esté en reposo. La mejor manera de ganar masa muscular, incluso cuando está a dieta, es levantar cosas pesadas. El cuerpo humano es muy adaptable, por lo que cuando levanta pesas regularmente, sus músculos crecen para acomodar el peso. Aumentar las libras que levanta, hará que su masa muscular crezca y su metabolismo también aumente. ¡Entonces, aproveche cada oportunidad para hacer banca, sentadillas, peso muerto y remar para ver menos flacidez y verse de forma más fabulosa!

Una vez que haya dominado el arte de levantar objetos pesados, combínelo con el entrenamiento de intervalos de alta intensidad (HIIT) para aprovechar al máximo cómo el ejercicio puede aumentar su metabolismo. HIIT es un sistema de ejercicio que lleva su cuerpo al límite y luego le permite descansar, solo para comenzar el proceso nuevamente. Similar a levantar pesas, este tipo de ejercicio le permite quemar más grasa al aumentar su ritmo cardíaco y permitir que su cuerpo se adapte al nivel de actividad con el tiempo. Esta es la razón por la cual correr por cortos períodos de tiempo ha demostrado ser mejor para el metabolismo que correr por largos períodos de tiempo. De hecho, cualquier ejercicio intenso que realice puede realizarse en una fracción del tiempo con mejores resultados. Por ejemplo, si hace 1 minuto completo de sentadillas y 1 minuto de descanso una y otra vez, verás más resultados que si hace 3 series de 10 sentadillas en el transcurso de 20 minutos debido a la forma en que aumenta el latido de su corazón. Por lo tanto, los ejercicios HIIT no solo le ahorrarán tiempo, sino que también le darán mejores resultados. Esto es cierto independientemente de la edad.

Capítulo 10: Entrenamiento cardiovascular y de fuerza

Ejercicio de comprensión

Mantenerse físicamente activo es esencial para lograr una barriga plana y mantener su salud en general. El ejercicio es una actividad que requiere esfuerzo físico, con el propósito de mejorar o mantener la salud y el estado físico. Hacer ejercicio puede ayudar a disminuir el riesgo de enfermedades graves como la obesidad, la osteoporosis, las enfermedades cardíacas y algunos tipos de cáncer. También es beneficioso para su salud mental, ayudándole a liberar tensiones y relajarse. Para perder peso tiene que quemar más calorías de las que consume. Puede hacer esto comiendo una dieta saludable y haciendo ejercicio regularmente. Dos de los mejores ejercicios para ayudarlo a obtener una barriga plana, son los ejercicios aeróbicos y el entrenamiento de fuerza. Combine esto con una ingesta baja en calorías y tendrá el cuerpo de sus sueños antes de que se dé cuenta.

Ejercicio aeróbico

Los ejercicios aeróbicos son varios ejercicios sostenidos, como correr, andar en bicicleta, nadar o remar, que estimulan y fortalecen los pulmones y el corazón, y al mismo tiempo mejoran la utilización de oxígeno del cuerpo. En términos simples, el ejercicio aeróbico es cardio. Los estudios demuestran que el cardio es uno de los ejercicios más efectivos para eliminar la grasa abdominal. Es importante tener en cuenta que la frecuencia de su cardio es más importante que la intensidad. La investigación sugiere que las personas perdieron más grasa de todas las áreas de su cuerpo cuando realizaron ejercicio aeróbico durante 500 minutos a la semana en comparación con los que realizaron 300 minutos a la semana.

El cardio se trata de perder peso y no de desarrollar masa muscular. Hay muchas fuentes que intentarán convencerle de esos 500 abdominales al día o la última y mejor máquina abdominal que le dará un vientre plano, pero ese no es el caso. Para lograr un estómago plano, debe eliminar la capa de grasa que cubre los músculos abdominales. ¡El cardio es la única solución para eliminar esa capa adicional y, por suerte, es fantástico para quemar calorías! El truco para hacer cardio es bombear la sangre. Una vez que comience a moverse y obtenga su ritmo cardíaco en su zona objetivo (cuántas pulsaciones por minuto necesita para quemar calorías) comenzará a sudar y respirar más fuerte. Durante este proceso, su cuerpo comienza a quemar calorías. Quema más calorías cuanto más duro y más tiempo trabaje. Es importante encontrar un ejercicio aeróbico que disfrute para que no sienta que su rutina de ejercicios es una tarea rutinaria. Incluso dar una caminata rápida todos los días le ayudará a quemar la grasa del vientre.

Entrenamiento de fuerza

Independientemente de la actividad aeróbica que elija, es importante combinarla con el Entrenamiento de intervalos de alta intensidad (HIIT). Este tipo de ejercicio hace que su sangre bombee mientras empuja sus músculos al límite. Levantar pesas fortalece sus huesos y agrega masa muscular a su cuerpo. Tener más masa muscular, le permitirá quemar más calorías mientras está en reposo. También se sabe que levantar objetos pesados aumenta los niveles de energía y la autoestima. A pesar de que el Entrenamiento de fuerza no afecta directamente su abdomen, cuando la grasa dentro de sus músculos disminuye, aparecerá menos flácido y más tonificado. Tonificar sus músculos junto con un cardio constante, mejorará su progreso de pérdida de peso, pero no espere ver resultados trabajando solo en sus abdominales.

Es importante concentrarse en los principales grupos musculares de todo el cuerpo para agregar más masa muscular. Los grupos importantes para enfocarse incluyen su pecho, espalda, caderas, tríceps, bíceps, hombros, glúteos, pantorrillas, muslos y antebrazos. A medida que trabaje para desarrollar estos grupos musculares, su cuerpo necesitará más calorías, lo que hará que su metabolismo alcance su máximo potencial. Esto significa que la mayoría de los alimentos saludables que consume irán a alimentar sus músculos en crecimiento y no a sus células grasas. Junto con esto, su corazón acondicionado será aún mejor para quemar calorías, brindándole la combinación perfecta para arrojar esas pulgadas.

Es importante recordar que a medida que la grasa se caiga de su cuerpo, su barriga también se encogerá. Debe pensar en la grasa como un órgano que se encuentra en todo el cuerpo. No puede eliminar la grasa de una parte de su cuerpo a la vez, a menos que use un procedimiento médico como la liposucción. A medida que disminuye el porcentaje de grasa, verá los cambios en todas partes, incluida la barriga. Eso no significa que no deba trabajar sus abdominales, a pesar de que debe ser estratégico sobre cómo hacerlo.

Siempre ejercite sus abdominales al final de su entrenamiento. Desea hacer esto porque los está utilizando indirectamente para todos los ejercicios que realiza. Sus músculos abdominales se consideran músculos estabilizadores que debe usar para mantener su forma perfecta mientras que el entrenamiento de fuerza es para obtener resultados óptimos. Si se enfoca en sus músculos medios para el primer paso de su entrenamiento, estarán demasiado cansados para mantener su forma durante el resto de su régimen de ejercicio. Recuerde trabajar desde los grupos musculares más grandes, como las piernas, hasta el grupo muscular más pequeño, como los abdominales.

Fortalecer su núcleo es esencial para obtener una barriga plana. El método probado y verdadero de abdominales son efectivos para fortalecer su núcleo ya que trabajan los músculos abdominales más grandes que se encargan de flexionar la columna vertebral. El mismo grupo muscular comprime el abdomen para proporcionar una cintura más delgada. Este no es el único grupo muscular a tener en cuenta. Los oblicuos internos y externos se sientan a los lados del abdomen y mantienen todo junto. Usted usa estos músculos cuando se dobla hacia los lados o gira la columna. Trabajar estos músculos a menudo es importante ya que también comprimen el abdomen. Para obtener resultados óptimos al trabajar estos músculos, intente agregar un giro a sus abdominales o incluso pesas pequeñas. Los abdominales inferiores se encuentran debajo de los oblicuos a los lados. Esta es un área problemática para la mayoría de las mujeres, especialmente después del parto. Para fortalecer este grupo muscular, concéntrese en levantar la parte inferior del cuerpo en lugar de la parte superior del cuerpo con ejercicios como elevar las piernas.

De qué tener cuidado

Es una garantía común para usted tener más hambre cuando hace ejercicio. Es cierto que necesitará más calorías después de haber establecido su rutina de ejercicios. A algunas personas les resulta más fácil sobreestimar la cantidad de calorías que han quemado, lo que les hace comer en exceso. Es importante concentrarse en una alimentación saludable en esta fase de su viaje para que pueda mantener su impulso de pérdida de peso. Algunas personas tienen más hambre y quieren comer aún más, mientras que otras pierden el apetito después del ejercicio. Esto se conoce como "anorexia por ejercicio", que está vinculada a una disminución de la hormona del hambre ghrelina. El efecto que el ejercicio tiene en su apetito varía entre las personas.

Capítulo 11: El panorama

Decidir hacer un cambio de estilo de vida para convertirse en la persona que quiere ser nunca es fácil. Especialmente cuando se enfrenta a desafíos que nunca ha enfrentado antes. Ponerse en forma es una decisión importante, pero que lo beneficiará todos los días por el resto de su vida. Ahora que está equipado con las herramientas para comenzar su viaje de salud y estado físico, verá que las libras comienzan a caer. No se desanime si su peso comienza a estabilizarse o si parece imposible perder la última pulgada de flacidez que queda en su abdomen.

Trabajar con el peso no deseado no siempre será fácil. De hecho, puede haber días en los que desee levantar las manos, gritar y renunciar frustrado. Se necesitan más de 6 semanas para cosechar realmente los beneficios de su nuevo estilo de vida. Hasta entonces, querrá navegar por sus nuevos hábitos con una mentalidad positiva, recordándose a sí mismo que todos luchan por adaptarse a una nueva rutina al principio. Le dolerá, se cansará y lo más probable es que tenga un poco de hambre, pero todo esto valdrá la pena cuando pueda mirarse en el espejo y ver a la persona que siempre ha soñado ser. En los días en que tenga ganas de rendirse, recuerde estar agradecido por la nueva persona en la que se está convirtiendo y por todo el arduo trabajo que ha realizado. Querrá estar agradecido por su nueva energía y su creciente confianza.

Ahora que se ha comprometido a trabajar para el cuerpo de sus sueños, debe saber que su vientre plano no es un destino. Su objetivo de condición física debe verse como un viaje continuo que lo reta constantemente a ser mejor. Piense en usted como una persona activa, incluso si rechaza su carrera por la tarde. Tome la decisión de caminar más de lo que conduce. Reúnase con un amigo o encuentre a una persona que esté en el mismo viaje que usted. A veces es más fácil levantarse e irse si sabe que alguien lo está esperando.

Sea amable con usted mismo. Recuerde que incluso los atletas olímpicos tienen días de descanso para que sus cuerpos se recuperen. Escuche a su cuerpo y no tenga miedo de tomarse un día libre del gimnasio o ir súper lento en su carrera. Estas cosas son una parte importante para obtener una barriga plana y alcanzar sus objetivos de acondicionamiento físico. Si trabaja demasiado su cuerpo, podría dañar gravemente sus músculos, haciendo que sea aún más difícil llegar a donde quiere estar. No tenga miedo de cambiar su rutina a medida que crece y cambia. Nada se mantiene igual para siempre y tampoco lo deberían ser sus prácticas de bienestar. La transición, aunque a veces es difícil, es una parte saludable del crecimiento físico y mental.

¡Con las herramientas proporcionadas en las páginas anteriores de este libro, tiene todo lo que necesita para comer limpio, entrenar duro y llamar la atención donde quiera que vaya!

Conclusión

Gracias por llegar hasta el final de *Cómo perder grasa del vientre: una guía completa para perder peso y lograr un vientre plano.* ¡Esperamos que haya sido informativo y capaz de proporcionarle todas las herramientas que necesita para alcanzar sus objetivos de condición física!

¡El siguiente paso es poner acción a las palabras y trabajar por el vientre plano perfecto!

Lightning Source UK Ltd.
Milton Keynes UK
UKHW020833151220
375245UK00004B/772